AF348229

L'ÉDUCATION MÉDICALE

DE LA FEMME

CONFÉRENCE

FAITE A REIMS POUR LA

SOCIÉTÉ DE SECOURS AUX BLESSÉS DE LA CROIX ROUGE

(FÉVRIER 1891)

Par le Dr Adrien POZZI

REIMS

IMPRIMERIE ET LITHOGRAPHIE DE L'INDÉPENDANT RÉMOIS

40, RUE DE TALLEYRAND, 40

1892

L'ÉDUCATION MÉDICALE

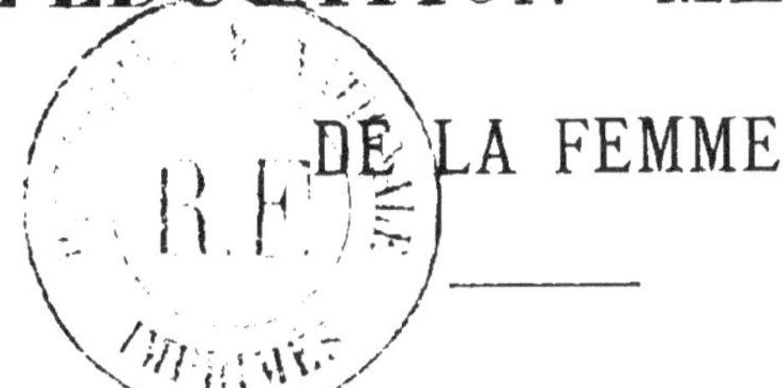

DE LA FEMME

CONFÉRENCE

FAITE A REIMS POUR LA-

SOCIÉTÉ DE SECOURS AUX BLESSÉS DE LA CROIX ROUGE

(FÉVRIER 1891)

Par le Dr Adrien POZZI

REIMS

IMPRIMERIE ET LITHOGRAPHIE DE L'INDÉPENDANT RÉMOIS

40, RUE DE TALLEYRAND, 40

—

1892

L'ÉDUCATION MÉDICALE

DE LA FEMME

Mesdames,

Les Goncourt ont écrit quelque part cette phrase : « La femme a été constituée par Dieu la garde-malade de l'Humanité. » Ils ont dit vrai ; elle étancha le premier sang qui rougit une blessure, et, depuis ce jour, sa charité, douce à nos misères, se prodigue sans jamais se lasser, poursuivant, semble-t-il, à travers les âges, l'accomplissement pieux d'un vœu de réparation expiatoire pour les maux dont nous sommes chargés.

Les hommes ne s'y sont point trompés. Dans la mythologie païenne, Esculape, fils d'Apollon, détient le secret de nos maladies, mais Lucine, la déesse qui montre le soleil, veille au chevet des jeunes mères, et c'est Hygia qui porte la coupe pleine du breuvage où l'on retrouve la vie.

Mesdames,

Il y eut, à toutes les époques, des femmes s'occupant de l'art de guérir.

Chez les Hébreux, l'opération rituelle de la circoncision fut pratiquée par des matrones.

En Grèce, l'on rencontre mieux que de simples sage-femmes, des « guérisseuses » dans une plus large acception du mot ; c'est ainsi qu'elles sont désignées dans les livres hippocratiques, et, s'il faut en croire Galien, la science est redevable du mot « hystérie » à l'une de ces femmes, au nombre desquelles on compte Phénarète, la mère de Socrate. Aetius, même, rapporte des fragments d'un livre de médecine qu'Aspasie aurait composé.

Cependant, l'éducation médicale des femmes était gênée par des coutumes réglementant sévèrement leur conduite sociale. Sans doute, l'on put voir sur l'agora, au Grand siècle d'Athènes, celle qu'on appelait alors la « Junon de Périclès Olympien », entretenir gravement Asclépios, après avoir souri aux propos légers d'Alcibiade, qui la quitte, et s'en va maintenant, couronné de fleurs, des cigales d'or dans les cheveux, et balayant le sol de son manteau, rejoindre ses compagnons de plaisir ; mais Aspasie jouit de priviléges dans cette ville où les mœurs et les lois interdisaient rigoureusement aux femmes tout commerce avec les hommes. Aussi, la tradition raconte qu'une jeune fille, nommée Agnodice, se fit couper les cheveux et prit des

vêtements masculins pour suivre les leçons d'Héro-
phile, célèbre médecin et anatomiste de l'antiquité
grecque, un des fondateurs de l'Ecole d'Alexandrie.

A Rome, il n'en était pas de même. et les *medicæ*.
les « médecines » comme nous dirions aujourd'hui.
traduction littérale du mot latin. furent. au moins
pendant un temps. assez nombreuses.

Au moyen-âge. en Italie. les femmes tinrent un
rang élevé parmi les praticiens. L'Ecole de médecine
la plus célèbre de l'époque. l'Ecole de Salerne.
comptait un grand nombre de femmes dont plusieurs ont laissé un nom dans l'histoire de la
médecine : c'était Abella, auteur d'un livre sur
l'atrabile; Constance Calenda. fille d'un médecin
renommé, instruite par son père: Mercuriade. qui
s'occupait de chirurgie: Marguerite de Sicile. à
laquelle le roi Ladislas donna l'autorisation de
venir en Pologne exercer son art. L'Université de
Salerne eut enfin comme professeur illustre une
femme, Trotula.

En Espagne. la femme du célèbre Fabrice de
Hilden. était habile dans la pratique de la chirurgie;
c'est elle qui. la première. eut l'idée d'extraire une
paillette de fer de l'œil d'un malade. à l'aide d'une
pierre d'aimant.

En France. le plus ancien édit que nous connais-
sions sur l'organisation de la chirurgie fait mention
de « chirurgiennes » exerçant avec un titre légal. et
un acte mentionne le diplôme donné en l'année 1250
à une femme qui traita Louis IX pendant la croi-
sade.

Je pourrais. Mesdames, poursuivre cette étude rétrospective : je m'arrête. Mais je ne puis taire les noms de femmes ayant, autrefois, en dehors de toute pratique régulière, rendu des services à l'humanité souffrante, et dont les recherches particulières ont été inspirées moins par l'amour de la science que par le dévouement au bien d'autrui : telle la duchesse Eléonore de Troppau qui, au XVIIe siècle, publia un livre sur la préparation des aliments pour les malades : telle Madame Fouquet, dont le petit traité sur les « Remèdes faciles et domestiques, choisis et expérimentés », écrit au XVIIIe siècle, a été traduit en plusieurs langues et maintes fois réimprimé depuis : telle, enfin, Lady Montague, qui préconisa l'inoculation systématique du virus variolique dans un but de préservation, en poursuivit la bienfaisante propagation, non seulement en Angleterre, mais encore en Italie, et mérite à ce titre l'honneur à nul autre enviable d'avoir, avant Jenner lui-même, empiriquement précédé notre grand Pasteur dans l'application des vaccinations préventives, dont il a été l'illustre théoricien.

Vous le voyez, Mesdames, il n'est pas nécessaire d'arriver jusqu'à ces dernières années pour voir des femmes prodiguer des soins éclairés aux malades, et il n'a été nul besoin, pour cela, de revendications des droits de la femme, dont il est si fort question de nos jours, et particulièrement à propos de l'enseignement et de l'éducation médicales qu'elle réclame.

En Amérique, la question s'est à peine posée ; là,

tout est libre, l'exercice de la pharmacie comme celui de la médecine; il y eut cependant quelques difficultés lorsque les femmes ont voulu recevoir un diplôme officiel de docteur.

En Suisse, depuis 1864. il y a des étudiantes en médecine.

En Russie, à la suite d'un premier refus à admettre les femmes dans les écoles spéciales, un grand nombre de jeunes filles émigra vers la Suisse en 1871. Pour enrayer cette exode, un ukase, quelque temps après, permit aux femmes de suivre des cours médicaux, mais elles n'obtinrent pas à ce moment l'autorisation de devenir docteurs : l'éducation médicale seule leur était octroyée. En 1877, la guerre Turco-Russe leur fournit l'occasion de mériter le gain de leur cause. Le nombre des médecins étant insuffisant pour tous les besoins des armées, le gouvernement impérial se vit obligé de s'adresser aux étudiantes de 4e et 5e année, dont 25 partirent pour le théâtre de la guerre.

Elles rendirent de grands services comme aides principaux, et Alexandre II, en 1878, leur décerna une médaille d'or attachée au ruban de Saint-Stanislas, qu'on ne gagne qu'aux feux de l'ennemi; elles conquirent ainsi, sur le champ de bataille, le titre objet de leur persévérante ambition, et, après la campagne, le tsar leur conféra le droit de porter les palmes médicales aux initiales de « .femme-médecin » et celui d'exercer librement leur art.

Cependant, en 1882, on ferma les cours de médecine ouverts aux femmes; une grande dame avait juré, dit-on « de faire retourner la femme russe à son foyer, et de rendre la mère à ses enfants ».

Actuellement ces étudiantes, des polonaises surtout, — et elles tiennent à la distinction — viennent à Paris.

La question des femmes-médecins, en Russie, est complexe ; ce sont les circonstances, l'état d'esprit et d'âme de ces femmes, qui inspirent surtout les sentiments de grande sympathie, d'admiration et aussi de respect pour leur cause dont on ne peut se défendre.

L'éducation médicale des femmes eut des débuts pénibles en Angleterre. Les étudiantes n'atteignirent le but de leurs efforts qu'en 1874, et après plusieurs procès qui leur coûtèrent des sommes considérables. L'on ouvrit alors, à Londres, une Ecole de médecine pour les femmes, et il existe actuellement dans cette ville quatre hôpitaux sous une direction féminine.

La France, quoiqu'on en puisse croire, d'après le bruit fait autour de la question, est le pays où les femmes ont obtenu le plus aisément de se faire recevoir médecin. Les premières étudiantes en médecine datent de 1867 ; la première thèse de femme-médecin est d'une anglaise, Madame Garret, et fut soutenue en 1870. Elles peuvent actuellement profiter de l'éducation médicale telle qu'elle est donnée aux plus favorisés.

Je tiens à ajouter un mot : sur huit femmes qui en 1878 exerçaient la médecine à Paris, quatre s'étaient spécialisées dans les maladies des femmes et des enfants, mais quatre aussi offraient leurs soins à tous ceux, sans distinction de sexe, qui venaient les réclamer.

C'est surtout à propos de l'admission des femmes, dans les hôpitaux généraux, en qualité d'internes, que la question des femmes-médecins a été le plus vivement discutée. Le tournoi fut brillant, on produisit de part et d'autres des arguments décisifs, il y eut quelques mots heureux; on ne gagna pas un adversaire.

La question était plus large que le débat; ce qu'on discutait, au fond, c'était la valeur respective des aptitudes des deux sexes.

Le problème a été de nouveau abordé récemment dans une revue qui est sur toutes les tables, et l'auteur en arrive à conclure à l'infériorité de la femme (1).

Ainsi posé, le problème est insoluble; l'essayer, c'est vouloir apprécier à l'aide d'une commune mesure des quantités d'ordre différent.

De l'homme à la femme il ne saurait y avoir de rapport de supériorité ou d'infériorité; ils sont autres, tout simplement, et se complètent. Mais ils ne sauraient se suppléer. A vouloir empiéter sur le domaine réciproque de leurs facultés caractéristiques, ils perdent leur individualité propre, et rompent l'harmonie de leurs dissemblances, qui est la perfection de la nature.

« L'homme est ici bas pour agir; plus il agit, plus il remplit son but », a écrit M. Thiers dans son

---

(1) Gustave Lebon. Revue Rose, Octobre 1890.

éloge de Vauvenargue : la femme, dirai-je complétant la pensée, est faite pour aimer, plus elle aime, mieux elle est femme.

L'homme raisonne et veut : la femme ressent et obéit aux élans de son cœur. La femme est toute sensibilité, et l'impression reçue la possède tout entière : elle est tout sentiment. Or, le sentiment est une extension de soi-même. La vraie charité consiste — Flaubert l'a parfaitement définie — dans « cette faculté de s'assimiler à toutes les misères et se supposer les ayant ». La femme est essentiellement charitable : elle ne peut assister en spectatrice aux souffrances des autres, elle y participe.

Si bien que leur douleur est sa propre douleur.

C'est la raison de sa puissance, mais c'est aussi, dans le cas présent, la cause de son incapacité. Aussi Michelet, ce grand ami de la femme, rappelant les paroles d'un des maîtres de la médecine « à science égale, le médecin le meilleur est celui qui aime le plus », sur le point de s'écrier, la femme, voilà le vrai docteur, s'arrête, et finit par reconnaître que si la femme est certainement la puissance consolatrice du monde, elle ne saurait être médecin.

Je me rappelle, Mesdames, avoir eu comme élève, alors que je remplissais les fonctions de moniteur à l'Ecole Pratique, une jeune polonaise, studieuse au travail. Un jour, je m'approchai : elle disséquait en se servant d'une pince tenue de ses doigts gantés ; comme je parus surpris, elle m'avoua n'avoir pu se résoudre à sentir le contact d'un cadavre. Je voulus la dissuader de continuer des études anatomiques.... elle persévéra, et subit de la façon la plus satisfaisante son examen. Je n'entendis point parler de sa thèse, mais, quelque temps plus tard, on m'apporta la nouvelle de son mariage : elle était redevenue femme.

J'ai connu, dans le service du professeur Trélat, une femme-médecin, auteur d'une thèse non sans mérite. C'était une dame d'un certain âge, connaissant durement la vie : femme d'un missionnaire, son mari était mort au centre de l'Afrique, et elle avait dû, seule avec son jeune fils, regagner la côte. Notre maître commun, ayant opéré un enfant, le confia à sa garde : une petite hémorrhagie survint et cette femme instruite, ayant déjà donné maintes preuves de son énergie, perd la tête, envoie quérir tous les confrères du voisinage : un doigt opportunément placé sur la plaie eût suffi pour arrêter le sang.

Ces faits, je les donne comme des illustrations et non comme des preuves à l'appui de la thèse que je soutiens ; mais les exemples exceptionnels qu'on pourrait leur opposer n'ont pas de valeur plus démonstrative.

Je ne demande pas que l'on interdise le libre accès à une carrière réputée avantageuse, bien à tort, et il serait aisé de le prouver ; je m'élève contre tout encouragement à pousser les femmes dans une voie qui n'est pas la leur.

Je le sais, Mesdames, vous ne visez pas si haut ; votre ambition plus modeste est de meilleur aloi.

Vous aspirez à continuer les nobles traditions des châtelaines d'autrefois, qui, recueillant dans leurs castels les chevaliers meurtris dans la bataille, embaumaient leurs blessures et les amenaient à guérison ; vous voudriez, surtout, ne pas démériter de ces femmes qui se montrèrent si vaillantes aux heures terribles de nos deuils.

J'aborde, Mesdames, la partie délicate de cet entretien.

Certes, le cœur de la femme française n'a pas déchu, et loin de moi la pensée de vous interdire l'espérance d'atténuer, pour votre part, les tristesses inévitables des jours heureux que nous attendons.

Mais j'en ai peur ; l'éducation médicale de la femme, telle qu'elle se pratique, en général, dans les sociétés de secours aux blessés, est bien précaire. Venir une fois par semaine, passer deux heures à l'hôpital, poser sur des malades, souvent triés à l'avance, quelque pansement tout préparé après avoir lavé la plaie d'une eau antiseptique, qu'on vous apporte, c'est jouer à l'infirmière. Une pareille préparation est un trompe-l'œil : elle peut faire illusion, mais elle ménage bien des déboires, et les bonnes-volontés les meilleures, instruites à cette école sommaire, créeront, aux moments critiques des embarras plutôt qu'elles ne serviront d'auxiliaires efficaces.

En temps de guerre tout le personnel utilisable montera en grade ; les soins grossiers seront confiés aux nouveaux venus ininstruits et les infirmiers d'aujourd'hui seront promus à une dignité plus élevée. Vous pouvez être appelées à remplir les fonctions actuellement dévolues aux externes : vous serez des serviteurs, mais disposant d'une certaine initiative.

Pour remplir ce rôle, il faut connaître à fond tout le mécanisme et toutes les nécessités d'un service hospitalier et particulièrement d'un service de chirurgie. Vous n'y arriverez que lorsque vous voudrez bien vous astreindre à venir régulièrement, tous les jours, suivre une période préalable d'instruction d'*au moins* un mois; vous pourrez ensuite, et alors utilement, revenir vous faire la main une fois par semaine. Pendant ce temps d'apprentissage, vous vous habituerez aux incidents habituels de la guérison des blessures: vous apprendrez à servir et non plus à vous faire servir.

Tous les ans, ici même, on vous entretient des bienfaits de l'antisepsie, on vous en énumère les règles précises. Comme il y a loin de la théorie à la pratique! Cela est si vrai, que les vieux chirurgiens, malgré leurs efforts, ont rarement pu arriver à profiter complètement des immunités qu'elle assure à ses scrupuleux observateurs. L'antisepsie ne consiste pas seulement à faire usage de liquides dits antiseptiques: c'est une méthode dont aucune prescription ne peut être négligée. Il suffit d'une piqûre d'épingle pour gâter tout une boîte de conserves; un seul manquement aux lois de l'antisepsie en détruit tout l'effet. L'antisepsie ne s'apprend pas, elle se pratique.

Il vous faut connaître sûrement l'utilité générale et le mode d'application des différents pansements, car, votre devoir est de préparer, à l'avance, tout ce qui est nécessaire au traitement d'une plaie, de prévenir les besoins et les ordres du chirurgien, dans la sphère de votre action.

Vous devez savoir le mode de fonctionnement ou de confection des appareils : vous pouvez être appelées à concourir à leur application. Où sera votre utilité, si vous ignorez le nom, l'usage des instruments et ceux nécessaires à une opération.

Vous pouvez avoir à collaborer à une intervention ; le rôle modeste de verseur de chloroforme ne s'improvise pas, et l'on n'arrive, qu'après une certaine pratique à étancher, avec à-propos et bien, une plaie opératoire.

Et quelle qualité encore à conquérir, la maîtrise de soi ! Il faut vous accoutumer à voir souffrir sans émotion, à assister impassibles au spectacle des grandes mutilations plus émouvantes à voir faire qu'à contempler, et à recevoir, indifférentes, le jet rouge, inondant et chaud du sang qui s'écrase contre le visage.

Croyez-vous, Mesdames, pouvoir être ces femmes aguerries en vous bornant à orner de bandelettes le torse d'un mannequin et à fréquenter des séances intermittentes de pratique hospitalière ? Le dilettantisme n'est pas de mise en chirurgie. Tout ou rien. Je demande beaucoup ; en réalité je veux l'indispensable. C'est à l'hôpital et non dans les salles de conférences que vous vous instruirez. Je n'incrimine pas vos intentions ; je me méfie de vos forces.

Mesdames, votre dévouement peut choisir.

Hélène possédait le secret d'un remède qui soulageait tous les maux, offert de sa main : vous l'avez conservé ce secret, et vous seules possédez cette vertu. Soulager, en consolant, voilà votre rôle véritable.

Si cependant, quelques-unes d'entre vous, courageuses, voulaient se soumettre à la discipline sévère d'une éducation médicale, je dois, recommandation dernière, leur donner ce conseil sacrilége, et pourtant nécessaire : Mesdames, efforcez-vous de devenir — mais aussi peu que possible — moins femmes que vous ne l'êtes.

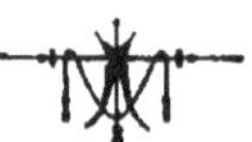

Reims — Imp. Indép. Rémois. — J. Justinart.